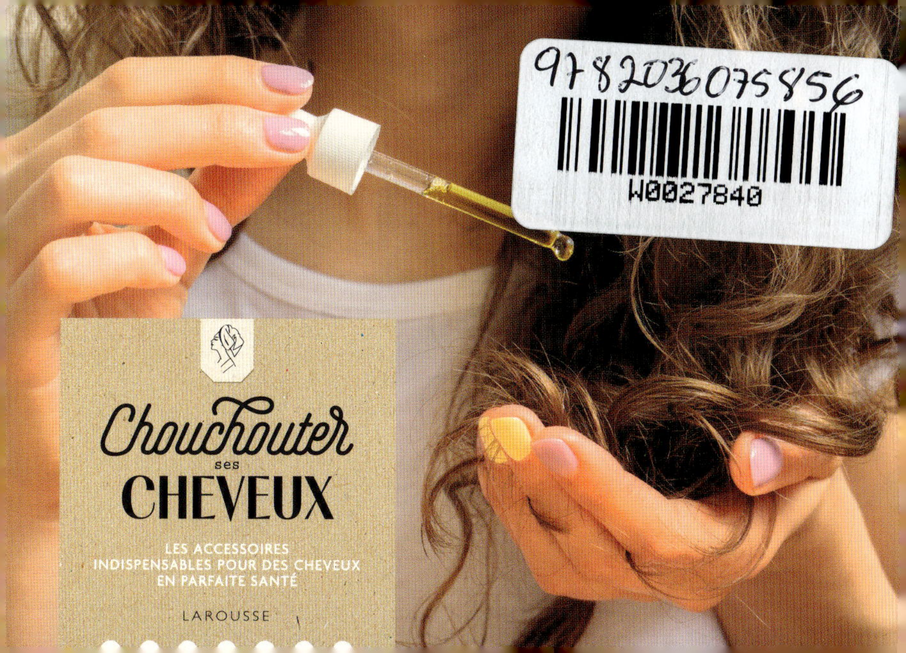

Chouchouter ses CHEVEUX

LES ACCESSOIRES INDISPENSABLES POUR DES CHEVEUX EN PARFAITE SANTÉ

LAROUSSE

CHOUCHOUTEZ vos cheveux !

Les accessoires indispensables
pour avoir des cheveux
en parfaite santé

Direction éditoriale : Émilie Franc et Julie Martin
Édition : Nathalie Cornellana, Laure Sérullaz, assistées d'Audrey Libaud
Direction artistique : Géraldine Lamy
Adaptation graphique et mise en page : Sophie Compagne
Couverture : Claire Simonet
Fabrication : Donia Faiz
Crédits iconographiques : © Shutterstock

EAN : 978-2-03-607585-6

Sommaire

Le peigne applicateur

Ce peigne applicateur est un accessoire pratique et tendance qui permet de réaliser des soins capillaires à base d'huile.

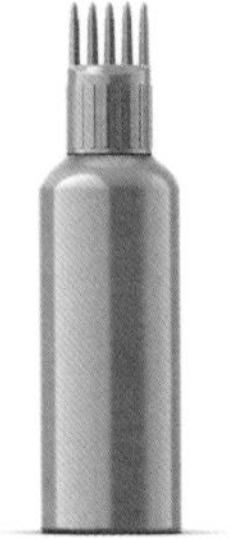

Son embout en forme de peigne permet d'appliquer le soin uniformément sur la tête à partir des racines. Ses dents sont percées de petits trous pour laisser passer le soin et éviter le surdosage. Par ailleurs, son corps très souple assure une distribution parfaite du contenu et facilite l'absorption du produit. Le peigne est amovible, ce qui permet de le nettoyer facilement.

UTILISATION

Réalisez votre mélange d'huiles ou choisissez une huile de votre choix, puis transférez le tout dans le peigne applicateur. Séparez vos cheveux en sections et appuyez légèrement sur le flacon pour distribuer le mélange de manière homogène. Si vous avez réalisé un bain d'huile, attendez au minimum 30 minutes, une heure maximum avant de rincer.

ENTRETIEN

Une fois le soin huileux appliqué, nettoyez l'ustensile à l'eau savonneuse. Vérifiez l'absence de résidus de produit pour tous les trous des dents, afin qu'ils ne soient pas obstrués pour les utilisations futures.

Les huiles végétales

Connues pour leurs bienfaits pour la peau et les cheveux, elles peuvent être employées de diverses manières en soin quotidien, en masque avant le shampooing, en bain capillaire...

LE TOP DES HUILES VÉGÉTALES ET LEURS VERTUS

- **Huile de jojoba :** nourrit, équilibre, et est antipelliculaire.
- **Huile d'amande douce :** nourrit, répare et fortifie.
- **Huile de ricin :** fortifie, gaine, favorise la pousse, nourrit et est antipelliculaire.
- **Huile d'argan :** antioxydante, riche en kératine, en vitamines A et E.
- **Huile d'avocat :** fortifie, apporte de l'éclat et de la brillance.

- **Huile de coco :** nourrissante, fortifiante, antioxydante, antibactérienne et antifongique. Elle est à éviter pour les cheveux colorés, car la couleur dégorge à son contact.
- **Huile de nigelle :** assouplissante, revitalisante, fortifiante et purifiante.
- **Huile de bourrache :** revitalise et ralentit la chute de cheveux.
- **Huile de moutarde :** gainante, fortifiante et stimule la pousse.
- **Huile de brocoli :** scelle l'hydratation, gaine la fibre capillaire, lisse les frisottis et démêle.
- **Huile de piqui :** hydrate, nourrit, lisse les frisottis et sculpte les boucles.
- **Huile de yangu :** nourrit et dessine les boucles.
- **Huile de sapote :** apaise, stimule la pousse, nourrit, apporte brillance et embellit les cheveux texturés.

Le bain d'huile

Le bain d'huile nourrit, hydrate et embellit tous les types de cheveux. Ce soin lisse les écailles, renforce et protège la fibre capillaire.

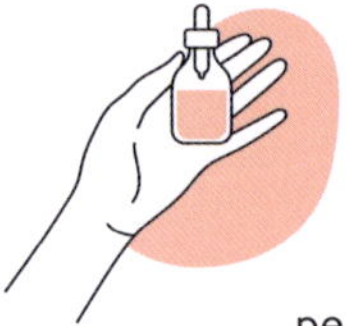

COMMENT RÉALISER UN BAIN D'HUILE ?

1. Mélangez les huiles adaptées à vos cheveux. Utiliser une seule huile est possible, mais les associer permet davantage de bienfaits.

2. Séparez vos cheveux préalablement mouillés en sections après les avoir démêlés. Ensuite, passez votre peigne applicateur en partant de la racine jusqu'aux pointes. Insistez bien sur les pointes, plus sèches, et répartissez l'huile sur chaque mèche.

3. Avec la brosse de massage, faites des mouvements circulaires sur votre cuir chevelu, stimulant la circulation sanguine et l'absorption du bain d'huile.

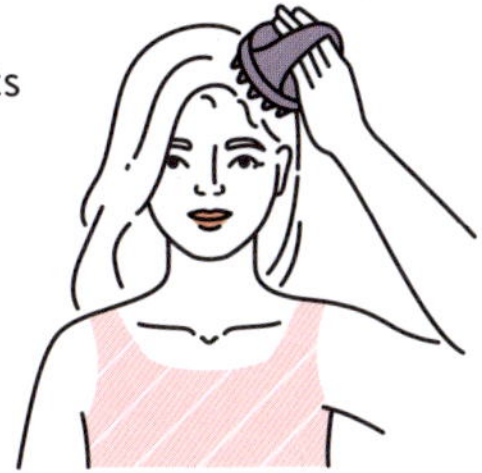

4. Laissez agir pendant 30 minutes. Pour un soin intense, faites poser l'huile toute la nuit en enroulant vos cheveux dans une serviette.

5. Enfin, lavez vos cheveux avec un shampooing doux et naturel. Ensuite, appliquez un après-shampooing. Parfois, deux shampoings sont nécessaires pour éliminer toute l'huile.

Conseil : ne surdosez pas la quantité d'huile, pour éviter d'étouffer le cuir chevelu et de graisser vos cheveux même après le shampoing.

La brosse de massage

Cette brosse stimule la circulation sanguine tout en évacuant le stress grâce à l'agréable sensation qu'elle procure.

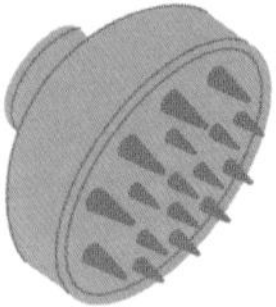

Elle nettoie et exfolie aussi bien en douceur qu'en profondeur le cuir chevelu. Son utilisation favorise la pousse des cheveux. Par ailleurs, son design et son ergonomie facilitent sa manipulation. Elle convient à tous les types de cheveux. Il est préférable de l'utiliser sur cheveux mouillés sous la douche ou avec un soin comme le masque ou le bain d'huile.

UTILISATION

Cette brosse facilite également l'application et la pénétration des soins capillaires. Pour cela, faites des mouvements circulaires avec la brosse sur votre cuir chevelu pour répartir le produit.

ENTRETIEN

Une fois utilisée, nettoyez-la à l'eau savonneuse. Vérifiez qu'il n'y ait pas de résidu de produit pour les utilisations futures.

En plus d'être relaxant, ce massage tonifie le cuir chevelu, revitalise les cheveux et augmente leur résistance, tout en régulant la production de sébum.

Petite séance d'automassage

Vous recherchez bien-être, détente et énergie ? Testez l'automassage !

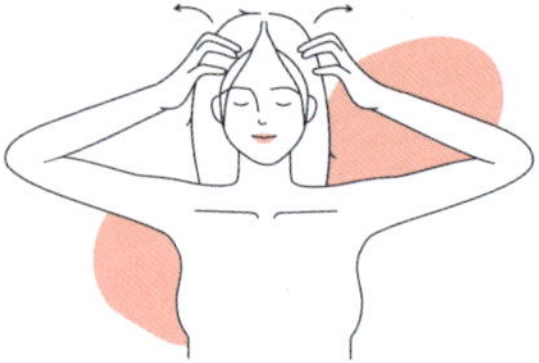

Ce massage relaxant assouplit le cuir chevelu et améliore la circulation sanguine qui influence la beauté des cheveux.

AUTOMASSAGE EXPRESS

1. Pendant une dizaine de secondes, en gardant la tête bien droite, le menton légèrement baissé pour étirer les cervicales, tapotez toute la surface du crâne du bout des doigts, en veillant à ce que vos poignets soient souples. Vous devez sentir que le massage résonne un peu dans la boîte crânienne.

2. Vous pouvez exécuter ce geste avec les deux mains en même temps ou en les alternant.

Les différents types de cheveux

Cheveux lisses, ondulés, bouclés...
Votre type de cheveux peut être parfois difficile à définir. Pourtant, le savoir vous permet d'opter pour une routine plus adaptée.

La méthode de classification *Andre Walker Hair Typing System* (voir ci-contre), permet de connaître votre type de cheveux. On vous explique tout !

Les différents types de cheveux

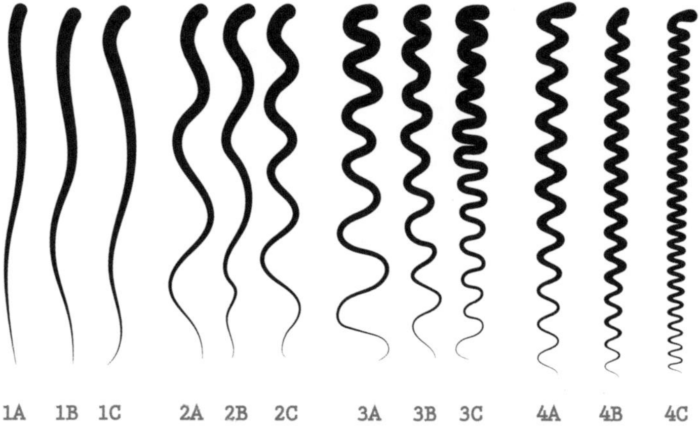

LES CHEVEUX RAIDES OU LISSES

Ces cheveux, dits de type 1, sont résistants et forts. Ils conservent difficilement une forme donnée qui retombe rapidement, comme le volume obtenu.

LES CHEVEUX ONDULÉS

Ces cheveux, dits de type 2 sont en forme de « S » et faciles à coiffer et à mettre en forme.

- **Le cheveu 2A** : presque lisse.
- **Le cheveu 2B** : plus ondulé et frisotte facilement.
- **Le cheveu 2C** : entre l'ondulé et le bouclé, il est épais et frisotte vite.

LES CHEVEUX BOUCLÉS

Ces cheveux, dits de type 3, forment une boucle ronde bien définie.

- **Le cheveu 3A** : boucles souples, légèrement allongées.
- **Le cheveu 3B** : boucles plus serrées.
- **Le cheveu 3C** : petites boucles serrées et denses.

LES CHEVEUX CRÉPUS À FRISÉS

Ces cheveux, dits de type 4, ont des boucles sèches et fragiles, serrées ou en forme de « Z ».

- **Le cheveu 4A** : petites boucles très définies et très serrées.
- **Le cheveu 4B** : crépu, forme des spirales en « Z » moyennement définies.
- **Le cheveu 4C** : constitué de mèches crépues, sans boucles apparentes.

Les différentes textures de cheveux

La texture de cheveux est définie selon l'épaisseur d'un cheveu. Il peut être fin, normal ou épais. Ainsi, vous pouvez avoir les cheveux lisses et épais, ou bouclés et fins.

POUR CONNAÎTRE VOTRE TEXTURE DE CHEVEUX

Prenez-en un entre le pouce et l'index.

- **Vous ne sentez pas votre cheveu :** vous avez les cheveux fins.
- **Vous sentez légèrement votre cheveu :** vous avez les cheveux normaux.
- **Vous sentez bien votre cheveu :** vous avez les cheveux épais.

Vous pouvez également observer son épaisseur à la lumière du jour : un cheveu fin paraît translucide, contrairement au cheveu épais.

CARACTÉRISTIQUES DES CHEVEUX EN FONCTION DE LEUR ÉPAISSEUR

- Les cheveux fins sont faciles à coiffer et sèchent aisément.

Mais ils peuvent être fragiles, tendent à graisser et sont sensibles aux traitements chimiques et thermiques.

- Les cheveux normaux se coiffent avec facilité et sont résistants aux traitements chimiques.
- Les cheveux épais sont forts, supportent bien les traitements chimiques et la chaleur. Ils sont plus longs à sécher.

Les différentes natures de cheveux

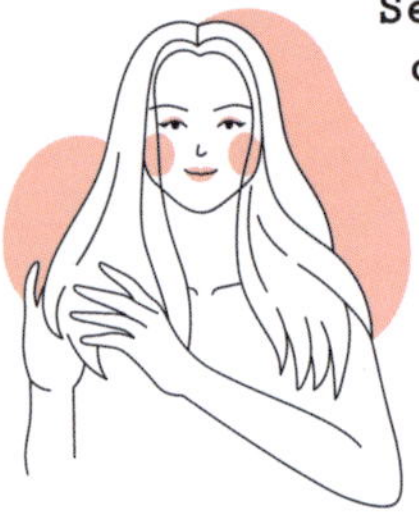

Secs, abîmés, gras… Souvent perçues comme des problèmes, nous cherchons à diminuer ces caractéristiques sans avoir conscience de notre nature de cheveux. À chaque spécificité capillaire, sa routine de soin adaptée !

CHEVEUX SECS

Les cheveux secs sont caractérisés par l'absence du film hydrolipidique (mélange de sueur et de sébum), qui recouvre et protège l'ensemble des cheveux. Dès lors, le cheveu n'est plus hydraté, il devient rêche et terne.

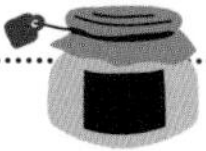

MASQUE À L'AVOCAT SPÉCIAL CHEVEUX SECS

- Écrasez la pulpe de 1 avocat et ajoutez 1 jaune d'œuf.
- Mélangez bien et appliquez cette pâte sur les cheveux en insistant sur les longueurs.
- Sous un bonnet de douche (ou du cellophane), laissez agir au moins 1/2 heure.
- Lavez-vous ensuite les cheveux normalement. Ils seront peut-être difficiles à démêler, mais, une fois secs, c'est un bonheur.

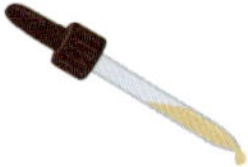

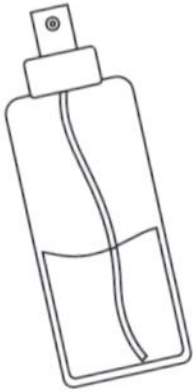

CHEVEUX GRAS

Vos cheveux sont luisants et lourds, même lorsque vous les avez lavés la veille ? Le stress, la fatigue, la pollution, la dépression, certains médicaments figurent parmi les causes possibles. Essayez les produits naturels !

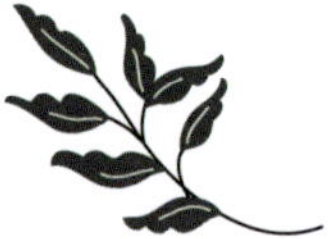

MASQUE CHEVEUX GRAS À L'ARGILE

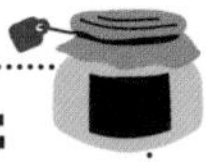

• L'argile régule la production et l'excès de sébum. À faire une ou deux fois par semaine : mélangez 4 ou 5 cuillerées à soupe d'argile, autant d'eau, 1/2 cuillerée à café de sel marin, 8 gouttes d'huile essentielle de romarin et autant de cyprès.

• Étalez la pâte uniquement sur le cuir chevelu et laissez agir 20 minutes. Rincez à l'eau tiède et faites un shampoing doux.

CHEVEUX ABÎMÉS

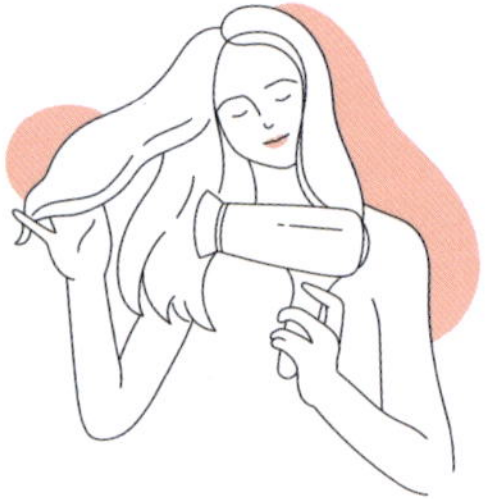

Dans la mesure du possible, évitez tout ce qui abîme les cheveux : teintures, décolorations, sèche-cheveux, gel, lavages excessifs. Vous pouvez faire des bains de vapeur pour détendre le cuir chevelu en entourant les cheveux d'une serviette trempée dans de l'eau bien chaude, puis essorée.

Choisissez bien votre shampoing. En effet, il existe divers shampoings de plus en plus spécialisés. Toutefois, nombreux sont ceux qui contiennent des agents nettoyants agressifs, souvent à l'origine d'allergies.

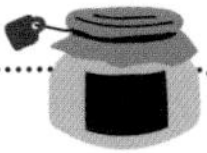

DU BICARBONATE POUR LES LAVER

• Dans le creux de vos mains, ajoutez 1 pincée de bicarbonate à votre shampoing habituel, vous augmenterez son pouvoir lavant et vous éliminez les résidus de produits coiffants (laque, gel, etc.). Puis, diluez le mélange avec un peu d'eau. Après avoir mouillé les cheveux, répartissez le mélange sur le crâne. Évitez d'appliquer le shampoing sur les longueurs et les pointes, car cela dessèche la fibre capillaire.

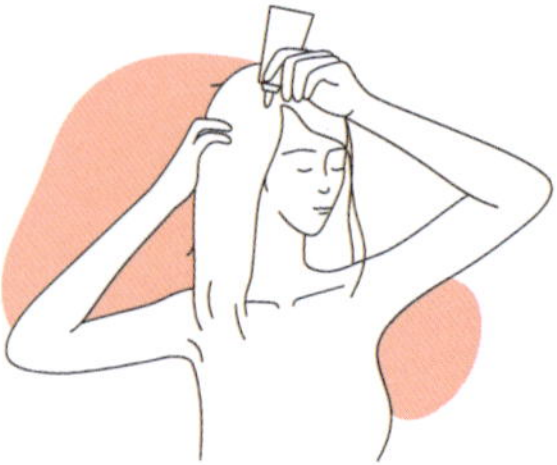

CHEVEUX COLORÉS

Les produits chimiques présents dans la plupart des colorations ouvrent les écailles des cheveux pour que les pigments y pénètrent. Coloration après coloration, vos cheveux sont fragilisés, ils deviennent secs et cassants. Votre couleur dégorge rapidement et son éclat ne dure pas, progressivement, vos cheveux deviennent ternes. Pour garantir la beauté de vos cheveux colorés sans les abîmer, il est important de créer une routine de soin adaptée.

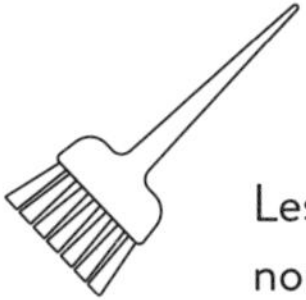

Les soins favorisent une chevelure éclatante tout en nourrissant la fibre capillaire de la racine jusqu'aux pointes. Il est donc important de se renseigner auprès des professionnels, que ce soit en salon ou auprès d'enseignes spécialisées. Mais vous pouvez commencer par la coloration sans ammoniaque, voire une alternative naturelle.

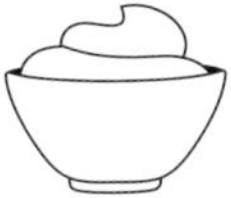

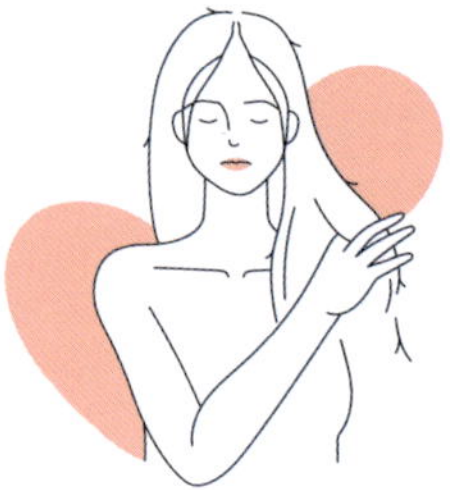

CHEVEUX TERNES, CASSANTS ET FOURCHUS

Les cheveux cassants, fourchus et ternes sont souvent dus au fait que les glandes sébacées du cuir chevelu ne produisent pas assez de sébum. Les cheveux deviennent alors secs et sans éclat. Une alimentation déséquilibrée, un sèche-cheveux réglé sur une température trop élevée, la pollution, le soleil, l'eau de mer ou le chlore de la piscine peuvent accentuer ce phénomène.

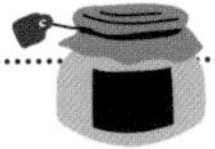

MASQUE RÉPARATEUR AU MIEL ET À L'HUILE D'OLIVE

• Avant le shampoing, mélangez 2 cuillerées à soupe de miel et 1 cuillerée à soupe d'huile d'olive. Appliquez le mélange, puis patientez 20 minutes les cheveux recouverts d'un bonnet de bain ou d'une serviette. Rincez soigneusement avant de faire votre shampoing. Ce sera encore plus efficace si vous ajoutez quelques gouttes d'huile essentielle de romarin.

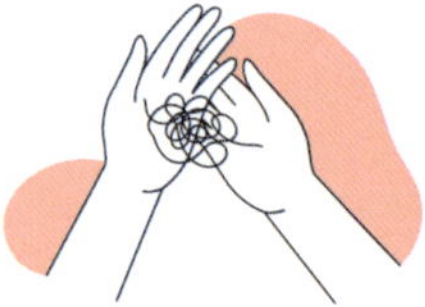

CHUTE DE CHEVEUX

Pas de panique, il est tout à fait normal de perdre des cheveux, en moyenne, entre 30 et 100 par jour. On peut perdre plus de cheveux que d'habitude à certaines périodes de la vie, à certains changements de saison ou à cause de certains traitements (hormonal ou contraceptif, après une grossesse...) ou encore à la suite d'un événement stressant (deuil, accident, surmenage...).

MASQUE ANTICHUTE

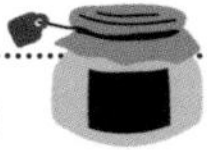

- La chute de cheveux, outre les facteurs génétiques, peut avoir de multiples causes. Ni l'argile ni les plantes ne remédient aux problèmes internes, mais elles stimulent la repousse.
- Mélangez 5 cuillerées à soupe d'argile, 3 cuillerées à soupe d'hydrolat de sauge et 2 cuillerées à soupe d'eau.
- Ajoutez 5 gouttes d'huile essentielle de romarin et autant de bois de rose diluées dans 1 cuillerée à café d'huile de jojoba (1 cuillerée à soupe, si le cuir chevelu est sec). Appliquez en couche épaisse et laissez agir 20 minutes.
- Rincez à l'eau tiède et terminez par un shampoing doux.

L'art du shampoing

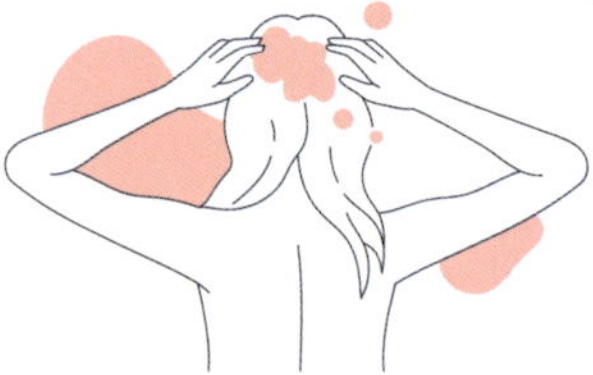

Se faire un shampoing est un geste du quotidien presque machinal. Pourtant, son efficacité réside dans les bons gestes et les bons produits à adopter.

Maintenant que vous avez connaissance de votre type, nature et texture de cheveux, vous pouvez réaliser un shampoing adapté. Du démêlage au shampoing, jusqu'à l'après-shampoing... Cette routine améliore considérablement le bien-être de votre cuir chevelu et l'aspect de vos longueurs.

VOICI LES ÉTAPES ESSENTIELLES POUR RÉALISER CORRECTEMENT UN SHAMPOOING.

1. Appliquez une huile adaptée à vos besoins (voir p. 6), en allant des longueurs aux pointes, d'autant plus si vous avez les cheveux longs, les pointes sèches ou abîmées. Cela limite la casse lors du brossage ou du lavage quelle que soit votre nature de cheveux.

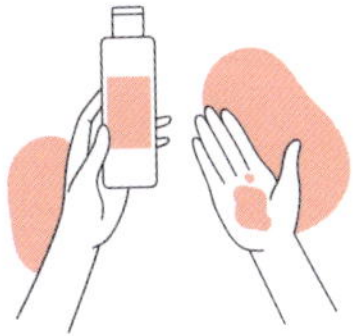

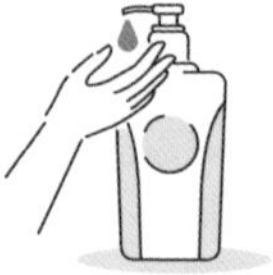

2. Si vos cheveux sont lisses, démêlez-les, éliminez les nœuds et enlevez d'éventuels résidus de produits capillaires. Si vous avez des cheveux texturés, appliquez d'abord de l'huile ou mouillez-les avant de les démêler avec un peigne adapté, mais jamais à sec. Vos gestes doivent être légers pour ne pas irriter le cuir chevelu, casser les pointes ou favoriser l'apparition de fourches.

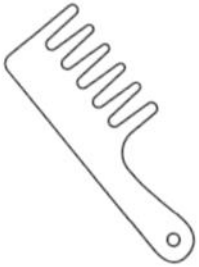

Avoir les bons accessoires est indispensable pour obtenir de beaux cheveux.

3. Mouillez vos cheveux sous l'eau tiède, si vos cheveux sont fins et cassants, essayez même l'eau froide. C'est important car une eau trop chaude risque d'agresser votre cuir chevelu et de fragiliser la fibre capillaire, tout en favorisant la production de sébum.

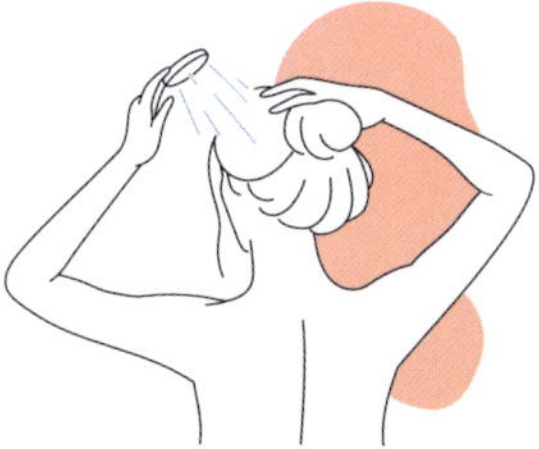

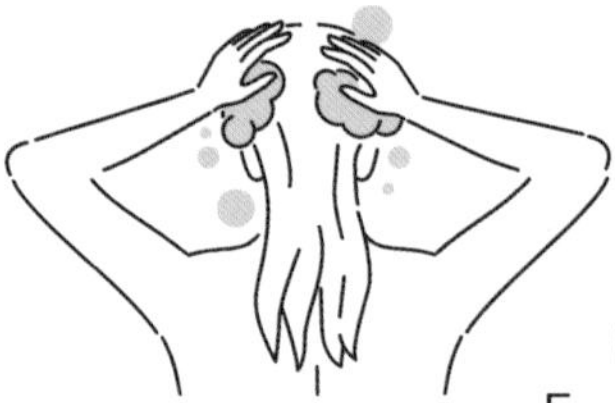

4. Prélevez une dose de shampooing, soit l'équivalent d'une noisette, dans le creux de votre main et faites-le légèrement mousser entre vos mains. Ensuite, répartissez le shampoing uniquement sur les racines et sur l'ensemble de votre cuir chevelu : devant, derrière, au niveau de la nuque, autour des oreilles... Il n'est pas nécessaire de frictionner les longueurs, voire déconseillé de le faire au risque de les assécher.
Au moment du rinçage, la mousse va glisser sur les longueurs, ce qui est suffisant.

5. Procédez à un massage délicat de votre cuir chevelu du bout des doigts ou avec la brosse de massage, en effectuant des mouvements circulaires.

6. Puis, rincez abondamment le shampooing à l'eau tiède ou froide, pour éliminer les résidus de produit. Un bon rinçage peut se vérifier par l'absence de mousse, une chevelure qui crisse et un toucher rêche. Des cheveux mal rincés risquent de s'assécher et d'avoir un effet « poisseux », en plus d'un cuir chevelu irrité. Certains shampooings préconisent un temps de pose, comme les shampooings traitants. Ainsi, lisez attentivement les instructions avant toute utilisation. Vous pouvez répéter une seconde fois l'étape du shampoing et du massage, pour plus d'efficacité.

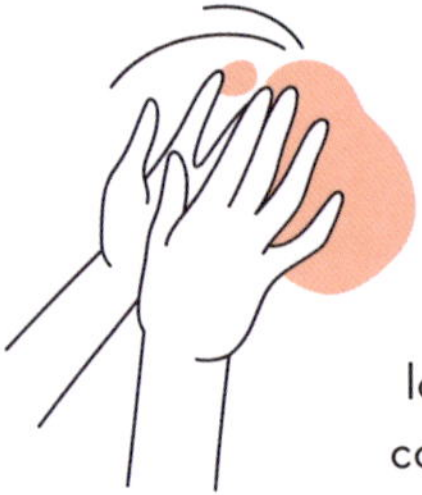

7. Appliquez une noisette d'après-shampooing sur cheveux essorés et répartissez-la sur les mi-longueurs jusqu'aux pointes. Faites-le systématiquement si vous avez les cheveux longs ou texturés. Laissez poser environ 2 minutes, coiffez vos cheveux et démêlez-les avec vos doigts ou un peigne adapté. Puis, rincez abondamment. Ce soin est indispensable pour votre chevelure, car les agents conditionneurs qu'il contient enrobent la surface des cheveux d'une couche protectrice.

8. Ensuite, pour les cheveux texturés, appliquez un soin sans rinçage, puis une gelée à base d'aloe vera ou de gel de lin, pour dessiner vos boucles et les hydrater.

9. Enfin, tamponnez délicatement les cheveux avec la serviette turban pour absorber l'excès d'humidité et enroulez-la sur votre tête pour contenir vos cheveux. Si vous utilisez un sèche-cheveux, ajoutez auparavant un protecteur thermique et n'approchez pas l'appareil à moins de 15 cm. Pour les cheveux texturés, optez pour un sèche-cheveux à diffuseur qui répartit mieux la chaleur. Et renversez la tête pour plus de volume. Une fois secs, appliquez quelques gouttes d'huile végétale.

Appliquer un masque capillaire

Ce soin, riche en produits actifs, intervient sur la qualité et la beauté des cheveux.

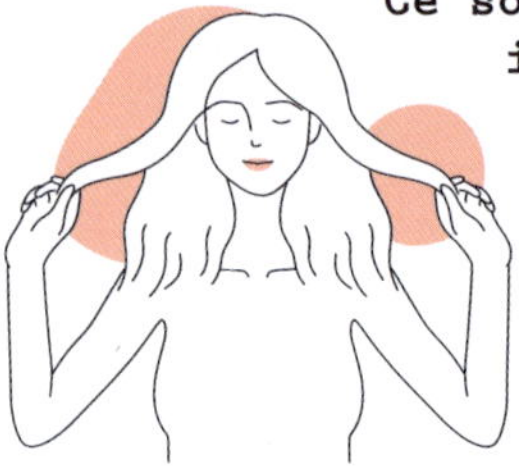

Pour les cheveux très secs, texturés ou abîmés, vous pouvez utiliser ce masque jusqu'à deux fois par semaine. Sinon, pour ne pas alourdir la fibre capillaire, le faire une fois par semaine ou toutes les deux semaines suffit.

AVANT LE SHAMPOING

Pour les cuirs chevelus gras ou irrités, privilégiez un masque bio à l'argile par exemple. Appliquez le masque sur cheveux secs au niveau des racines et laissez poser environ 30 minutes.

Pour les cheveux abîmés, appliquez un masque réparateur sur les longueurs. À base d'huile d'argan ou de beurre de karité. Pour un soin intense, faites poser pendant au moins 30 minutes.

APRÈS LE SHAMPOING

Essorez bien vos cheveux, puis appliquez le masque. Laissez poser entre 5 et 10 minutes, cela suffira car les écailles des cheveux, ouvertes, vont bien absorber le produit. Démêlez et rincez abondamment.

Conseil : les temps de pose sont donnés à titre indicatif, mais vérifiez ce qui est noté sur les emballages.

Petites astuces

Voici d'autres astuces complémentaires pour une routine au top !

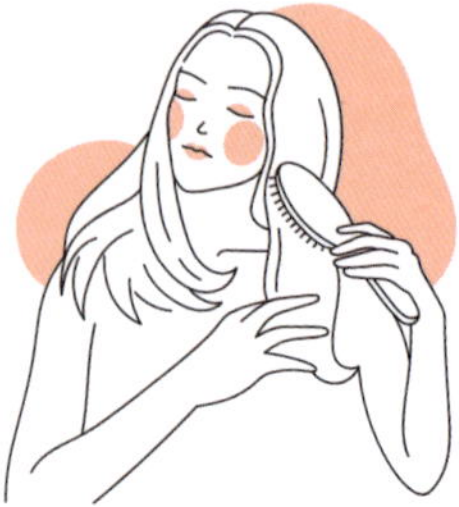

- Privilégiez le bio et les labels certifiés pour vos soins.
- Lavez vos cheveux pas plus de deux fois par semaine.
- Vous pouvez alterner avec des shampoings secs, de préférence à l'argile.
- Laissez sécher vos cheveux à l'air libre, le plus régulièrement.

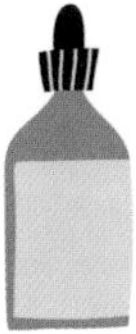

- Pour fixer les boucles, utilisez un sèche-cheveux à diffuseur.
- Limitez les appareils chauffants et favorisez la température la plus basse.
- Utilisez un protecteur thermique.
- Coiffez vos cheveux dans le sens de leur implantation.
- S'ils sont bouclés, scrunchez-les régulièrement pendant qu'ils sèchent.
- Avant de dormir, faites des coiffures protectrices comme des tresses.
- Optez pour une taie d'oreiller ou un bonnet de nuit en satin, pour diminuer les frisottis et les nœuds.

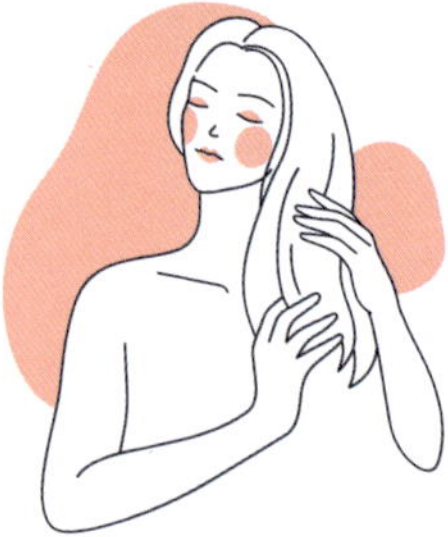

L'aloe vera

Cette plante aux multiples vertus, notamment cicatrisante et apaisante, entre dans la composition de nombreux cosmétiques et produits capillaires.

PROPRIÉTÉS

L'aloe vera fortifie les cheveux et apaise les cuirs chevelus irrités, par l'eczéma ou le psoriasis par exemple. Cette plante grasse agit en conditionneur naturel et convient autant aux cheveux lisses qu'aux cheveux texturés. Pour ces derniers, elle retient l'hydratation et gaine les boucles.

On trouve facilement l'aloe vera dans les magasins bio et les parapharmacies, sous forme de gel.

UTILISATION

Vous pouvez l'utiliser dans vos recettes de cosmétiques capillaires maison. En utilisation pure, un effet cartonné peut apparaître après son application. Pour l'éviter, froissez vos cheveux et ajoutez quelques gouttes d'huile végétale.

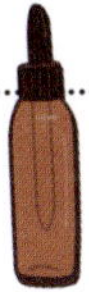

SÉRUM ANTIPELLICULAIRE À L'ALOE VERA

- Mélangez 3 gouttes d'huile essentielle de tea tree, 100 ml de gel d'aloe vera et 2 cuillerées à café d'hydrolat de rose jusqu'à l'obtention d'un sérum homogène.
- Appliquez le soin sur votre cuir chevelu et massez avec la brosse, puis laissez reposer une heure. Enfin, lavez vos cheveux. Ce sérum renforce également la circulation sanguine.

L'argile

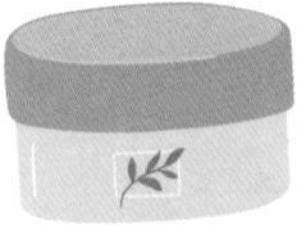

Qu'elle soit verte, blanche, rouge ou rose, elle est réputée pour ses actions sur la beauté de la peau et des cheveux.

PROPRIÉTÉS

L'argile élimine les graisses et est bénéfique pour toutes natures de cheveux grâce à son pouvoir absorbant. Vous pouvez l'utilisez en shampoing, en masque... Certaines, comme le ghassoul, contiennent même une substance naturelle qui leur permet de mousser quand on les émulsionne avec de l'eau. Le shampoing à l'argile nettoie en douceur le cuir chevelu, tout en donnant du corps et du volume aux cheveux fins. L'idéal consiste à alterner préparations maison et shampoings bio, les premières étant plus économiques que les seconds.

SHAMPOING AU GHASSOUL

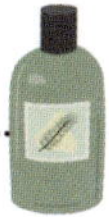

- Laissez infuser 5 cuillerées à soupe de ghassoul ou d'une autre argile dans 250 ml d'eau de source.
- Ajoutez 10 gouttes d'huile essentielle de romarin, autant de bois de rose et 5 gouttes d'huile de cade diluées dans 1 cuillerée à café d'huile de jojoba. Transvasez le tout dans un flacon propre et secouez avant chaque usage. Cette quantité convient pour 3 ou 4 shampoings.
- Mouillez les cheveux, répartissez le liquide sur le cuir chevelu et massez. Laissez agir 5 minutes et rincez à l'eau tiède.

Imprimé en RPC
Dépôt légal : octobre 2024
337440 /01- 11056428 - juin 2024

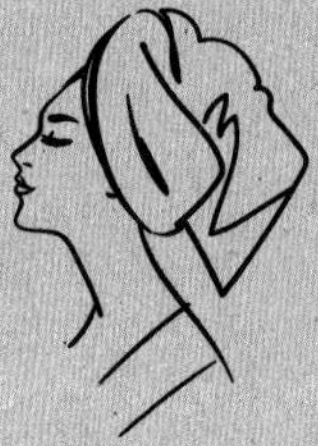